DIETA VEGANA

Deliziose Ricette Vegane Per Perdere Peso

(Perdi Grasso Corporeo E Raggiungi Il Tuo Peso Forma)

Ramiz Rog

Traduzione di Daniel Heath

© **Ramiz Rog**

Todos os direitos reservados

Dieta Vegana: Deliziose Ricette Vegane Per Perdere Peso
(Perdi Grasso Corporeo E Raggiungi Il Tuo Peso Forma)

ISBN 978-1-989837-11-5

TERMINI E CONDIZIONI

Nessuna parte di questo libro può essere trasmessa o riprodotta in alcuna forma, inclusa la forma elettronica, la stampa, le fotocopie, la scansione, la registrazione o meccanicamente senza il previo consenso scritto dell'autore. Tutte le informazioni, le idee e le linee guida sono solo a scopo educativo. Anche se l'autore ha cercato di garantire la massima accuratezza dei contenuti, tutti i lettori sono avvisati di seguire le istruzioni a proprio rischio. L'autore di questo libro non potrà essere ritenuto responsabile di eventuali danni accidentali, personali o commerciali causati da un'errata rappresentazione delle informazioni. I lettori sono incoraggiati a cercare l'aiuto di un professionista, quando necessario.

INDICE

Parte 1 1

Introduzione 2

Capitolo 1 - Cosa Significa Essere Vegani 4

Capitolo 2 - Storia Del Veganismo 11

Capitolo 3 - Impatto Del Veganismo Sull'ambiente 14

Capitolo 4 - Prima Di Essere Vegano 24

Capitolo 5 - Mangiare Sano Come Un Vegano 32

Capitolo 6 - Altri Aspetti Del Vivere Vegano 41

Conclusioni 44

Parte 2 45

Introduzione 46

PERCHÈ LE PERSONE SCELGONO UNA DIETA VEGETARIANA? 46
LE REGOLE DI BASE DI UNA DIETA VEGANA: 47
FIOCCHI D'AVENA RAPIDI: 49
FRULLATO DI PROTEINE AL LATTE DI COCCO E MANDORLE: 51
SPIEDINI VEGANI: 55
VELOCE NORI ROLL CON COCOMERO E AVOCADO: 59
AVOCADO ASIATICO: 63
INSALATA DI FAGIOLI ROSSI: 65
COLAZIONE CON FRULLATO DI FRUTTA: 67
HUMMUS SU SEGALE: 69
ZUPPA DI POMODORO VEGANA PER I GIORNI DI PIOGGIA: 73
TOFU DENGAKU: 75
NORI ROLL VEGANO: 79

Hummus Di Zucchine:	82
Insalata Di Spinaci:	85
Tofu Spinaci&Passata Di Pomodoro:	87
Frullato Di Proteine Alla Fragola:	90
Snack Hummus Di Ceci:	92
Classico Purè Di Cavolfiore:	94
Insalata Fredda Di Fagioli Verdi:	96
Mele E Burro Di Arachidi:	98
Pompelmo Veloce:	99
Banana, Burro Di Mandorle E Uva Passa:	100
Toast Francese Vegano:	101
Insalata Ole:	103
Bastoncini Jicama Piccanti:	106
Tofu Di Sesamo Alla Griglia:	108
Fresco Cetriolo Estivo Con Condimento Di Pomodori:	112
Peperone Rosso Dolce	114
Ciotola Di Frullato Con Torta Di Carote:	114
Cereali D'avena E Pesche:	117
Panino Tascabile All' Hummus:	119
Pomodori Rossi Maturi	121
Insalata Di Germogli Di Bruxelles:	125
Snack Al Peperone E Hummus:	127
Burro D'arachidi & Sedano:	128
Mele E Burro Di Mandorle:	129
Crusca D'avena E Cannella:	130
Zuppa Di Verdure All'italiana:	133
Patatine Al Sesamo Wonton:	135
Fresco Cetriolo Estivo E Condimento Di Pomodori:	137
Tofu "Ricotta" E Sedano:	139
Involtini Nori Vegani:	142
Veloci Fiocchi D'avena:	145

FRULLATO DI PROTEINE AL CACAO E MANDORLE: 147
SPIEDINI VEGANI: 151
VELOCI INVOLTINI NORI CON CETRIOLO E AVOCADO: 154
AVOCADO ASIATICO: 158
INSALATA DI FAGIOLI ROSSI: 159

Parte 1

Introduzione

Voglio ringraziarvi e congratularmi con voi per aver acquistato il mio libro.

Questo libro contiene passi e strategie comprovati su come passare da una dieta carnivora o onnivora a una dieta vegetale nutriente e deliziosa e su come questa transizione influisce sull'ambiente.

Non pretendiamo che diventare vegani sia facile. Ci vuole coraggio per diventare vegani. Immagina di passare sopra il cheeseburger alla brace e prendere invece un hamburger vegetariano. Ma leggendo il mio libro, vi convincerete che i motivi per cui dovreste praticare lo stile di vita vegano ne valgono la pena. All'interno ci sono suggerimenti e trucchi per rendere più facile il passaggio alla dieta vegana. Imparererete anche di più sul veganismo, sulla sua storia, sui benefici che apporterà alla vostra salute e su come aderirvi potrà portare beneficio all'ambiente.

Grazie ancora per aver scaricato questo libro, spero che vi piaccia!

Capitolo 1 - Cosa significa essere vegani

Essere vegani non significa solo mangiare cibi a base vegetale ed evitare quelli derivati dagli animali. È anche uno stile di vita. Per quanto possibile, il veganismo, che è una forma estrema di vegetarismo, cerca di escludere tutte le forme di sfruttamento (inclusa la crudeltà) verso gli animali per l'abbigliamento, il cibo o qualsiasi altro scopo.

Il veganismo rigoroso vieta l'uso di prodotti alimentari e di prodotti animali non alimentari. I prodotti animali contengono vitamina B12, quindi i vegani devono assumere un supplemento vitaminico o un alimento contenente vitamina B12 per assicurare all'organismo la quantità raccomandata. Mentre il vegetarianismo americano ha deviato dalle sue radici religiose e filosofiche, il veganismo è ancora legato al movimento per i diritti degli animali.

I vegani possono essere sciatti o severi come vogliono essere quando si tratta di scegliere il cibo. Un buon riferimento potrebbe essere il sito web dell'Unione Internazionale Vegetariani (ivu.org), che contiene informazioni utili sui cereali con glicerina di origine animale, teglie rivestite con grasso animale e zucchero raffinato a base di carbone di ossa. C'è il cosiddetto veganismo crudo, che è una propaggine del veganismo in cui gli aderenti mangiano solo cibo crudo. Fai un passo avanti e hai i "mono pasti", che danno l'idea di come lo stomaco deve solo digerire un tipo di cibo in un dato momento.

Cosa mangiano i vegani

Essere vegani non significa che le scelte alimentari siano limitate. Nel momento stesso in cui diventi vegano, la tua prospettiva sul cibo cambia. Scoprirai un nuovo mondo di sapori e cibi entusiasmanti che probabilmente non avresti mai trovato se avessi continuato la tua dieta tradizionale. Una dieta vegana è varia e contiene tutti i tipi di verdure, frutta, semi, cereali, noci, legumi e fagioli. Tutti questi alimenti hanno combinazioni multiple, quindi non sarai mai annoiato.

Dalla torta al curry, dalle pizze alle torte, puoi preparare tutti i tuoi cibi preferiti e renderli adatti ad una dieta vegana. Tutto ciò che devi fare è prepararli con ingredienti a base di piante.

I vegani non sfruttano mai gli animali. La compassione per gli animali è la ragione principale per cui molte persone cercano uno stile di vita vegano. Mentre gli ingredienti di derivazione animale possono essere trovati in qualsiasi cosa, dall'abbigliamento e accessori agli articoli per il bagno, ci sono alternative prontamente disponibili e convenienti al giorno d'oggi a quasi tutto.

Benefici per la salute nella dieta vegana

Le diete vegane sono famose per la loro capacità di fornire molti benefici, tra cui un ridotto rischio di diabete, morte prematura e cancro. Tuttavia, è necessario rendersi conto che non tutte le diete vegane sono uguali. Ciò è dovuto all'abbondanza di cibo spazzatura vegano, che può includere dolci, snack salati e cibi inamidati.

Puoi distinguere cibi vegani salutari dal cibo spazzatura vegano. Quando si sottoscrive una dieta vegana sana, si tende a mangiare più fibre, riducendo così il rischio di sviluppare il cancro del colon-retto. I vegani sono anche più propensi a consumare almeno sette porzioni di frutta e verdura al giorno, il che significa che si ha un rischio di morte prematura ridotta del 33% rispetto agli individui che mangiano carne.

Con la vasta gamma di piatti vegani semplici e gustosi che sono pieni di frutta e verdura, non sorprende che i vegani possano trarre tanti benefici. I vegani beneficiano anche di pasti a basso contenuto calorico. Se confrontati con altri gruppi dietetici, i vegani hanno un indice di massa corporea più basso (indice di massa corporea), hanno percentuali più basse di grasso corporeo e sono più magri.

Questo significa anche che i vegani non hanno le stesse probabilità di andare incontro a rischi correlati al peso, come il diabete. Anche i maschi vegani hanno un rischio ridotto di cancro alla prostata. In generale, i vegani hanno ridotto il rischio di attacchi di cuore. Hanno anche tassi di mortalità, pressione sanguigna e colesterolo più bassi.

Uno studio condotto dagli esperti della Oxford Martin School dell'Università di Oxford, rivela come - entro il 2050 - l'adozione di diete a base vegetale da parte della maggior parte delle persone avrebbe impedito 8,1 milioni di morti premature all'anno. Può essere dovuto a diversi fattori, tra cui la riduzione del cibo trasformato e della carne rossa, che l'OMS (Organizzazione mondiale della sanità) ha considerato cancerogena a causa del rischio di cancro del colon-retto.

È interessante notare che ci sono dei benefici nell'essere vegani che puoi sentire quasi immediatamente. Molti vegani hanno una pelle più chiara, maggiore energia, unghie e capelli più forti, sintomi allergici ridotti e sollievo dal dolore della sindrome premestruale e dell'emicrania.

Sentirai anche un senso generale di benessere, sapendo che il tuo attuale stile di vita limita i danni ambientali e riduce la sofferenza degli animali. Non dovrai sentirti colpevole se tenderai a mangiare troppi cupcakes vegani, starai facendo un ottimo lavoro. Sappi inoltre che le tue possibilità di condurre una vita più sana e più longeva aumentano mangiando ogni giorno molti cereali integrali, verdure a foglia verde ed altri cibi nutrienti.

Capitolo 2 - Storia del veganismo

Anche se il termine "veganismo" fu usato per la prima volta nel 1944, il concetto di evitare la carne animale può essere fatto risalire già alle antiche società del Mediterraneo orientale e indiano. Intorno al 500 a.c., Pitagora di Samo, un matematico e filosofo greco, menzionò per la prima volta il vegetarianismo. Pitagora, oltre al suo teorema del triangolo destro, promuoveva la benevolenza tra gli umani e tutte le altre specie.

I seguaci di induismo, buddismo e giainismo sostenevano anche il vegetarianismo. Erano convinti che gli esseri umani non dovessero infliggere dolore agli animali. Tuttavia, l'alimentazione priva di carne non si è mai verificata veramente nel mondo occidentale, anche se occasionalmente si è manifestata durante i risvegli religiosi e le crisi di salute.

Il Chiostro di Ephrata, una setta religiosa stabilita in Pennsylvania, promosse sia il vegetarianismo che il celibato. Jeremy Bentham - un filosofo utilitarista del XVIII secolo - credette che la sofferenza animale fosse uguale alla sofferenza umana. Ha equiparato la nozione di superiorità umana al razzismo.

Nel 1847 fu fondata la prima società vegetariana in Inghilterra. Tre anni dopo il creatore di Graham crackers presbiteriani, il pastore Rev. Sylvester Graham, fondò l'American Vegetarian Society. Lui ed i suoi Grahamiti (i suoi seguaci) aderirono alle disposizioni impartite da Graham per una vita nobile: astinenza, vegetarismo, frequenti bagni e temperanza.

Nel novembre del 1944, il falegname britannico Donald Watson dichiarò che, dal momento che i vegetariani mangiavano uova e latticini, serviva una nuova parola per indicare le persone che invece evitavano quelle cose. Nel 1943, la tubercolosi era stata trovata nel 40% delle mucche del paese e Watson usò vantaggiosamente quella situazione. Sosteneva che il veganismo proteggesse le persone dal cibo contaminato.

Tre mesi dopo aver coniato la parola "vegano ", Watson ha spiegato come pronunciare la parola. Quando morì nel 2005, all'età di 95 anni, c'erano 250.000 vegani auto-dichiarati nel Regno Unito e 2 milioni negli Stati Uniti.

Capitolo 3 - Impatto del veganismo sull'ambiente

Ci sono molte ragioni per cui diventare vegano. Le persone passano allo stile di vita vegano per migliorare la propria salute. Diete ben pianificate a base di piante sono ricche di calcio, ferro, proteine e altri importanti minerali e vitamine. Le diete a base vegetale sono piene di antiossidanti, ricchi di fibre e poveri di grassi saturi. Tali diete aiutano anche a mitigare alcuni problemi di salute dei giorni nostri come il cancro, il diabete, le malattie cardiache e l'obesità.

Un altro motivo per diventare vegani è che avvantaggia il mondo animale. Evitare i prodotti animali è uno dei modi più evidenti per combattere lo sfruttamento e la crudeltà sugli animali.

Altri passano al veganismo anche per la salute umana e per la salute del nostro pianeta. Il veganismo rappresenta la miglior scelta sostenibile quando si tratta di prendersi cura del pianeta, e quindi una dieta a base di piante può essere un modo più sostenibile per nutrire una famiglia. Una dieta vegana richiede solo 1/3 del terreno necessario per sostenere una dieta a base di carne e latticini.

Con l'aumento globale dell'insicurezza alimentare e dell'acqua a causa di vari problemi socio-economici e ambientali, non c'è mai stato un momento migliore per passare a uno stile di vita più sostenibile. Evitare i prodotti animali è un modo per ridurre la pressione sulle risorse naturali e il cibo. È anche un buon modo per portare avanti una battaglia contro sistemi alimentari inefficienti che colpiscono in modo sproporzionato le persone più povere del mondo.

Prendersi cura dell'ambiente è anche uno dei motivi per cui alcune persone decidono di passare al veganismo. Dal ciclismo al lavoro al riciclaggio dei rifiuti domestici, tutti sono consapevoli di quanto sia importante seguire uno stile di vita verde. Un modo efficace per prendersi cura dell'ambiente è abbassare l'impronta di carbonio evitando assolutamente prodotti animali.

Inoltre, allevare animali per il cibo richiede enormi quantità di energia, cibo, terra e acqua. E questa pratica provoca negli animali livelli inimmaginabili di dolore e sofferenza.

Cambiamento climatico

Secondo un rapporto del Worldwatch Institute, circa il 51% delle emissioni di gas serra sono il risultato dell'agricoltura animale. Le Nazioni Unite affermano che è necessario uno spostamento globale concertato verso una dieta vegana per combattere gli effetti peggiori dei cambiamenti climatici.

Impiego dell'acqua

Ci vuole molta acqua per pulire le fattorie sporche, allevare gli animali da destinare all'alimentazione e dargli acqua da bere. Solo per la mungitura di una mucca si possono consumare più di 50 galloni di acqua in un solo giorno, a volte fino a 100 galloni in una giornata calda. La matematica non è allettante. Il risultato è che ci vogliono 683 litri d'acqua per produrre un litro di latte.

In un altro esempio, ci vogliono più di 2400 litri d'acqua per produrre un chilo di carne bovina. In confronto, sono necessari 244 galloni di acqua per produrre un chilo di tofu. Diventando vegana, una persona può risparmiare circa 219.000 litri d'acqua all'anno. Immagina quale sarebbe il risultato se a farlo fosse tutta la popolazione umana. Il mondo sarebbe sicuramente un posto migliore con molta acqua potabile disponibile per tutti.

Uso del suolo

È insensato usare la terra per coltivare colture da destinare alla nutrizione degli animali. Questo comporta un impiego di terra quasi 20 volte inferiore per nutrire una persona con una dieta vegana rispetto a quella necessaria per nutrire un mangiatore di carne poiché le colture vengono consumate direttamente, invece di darle da mangiare agli animali.

Secondo la Convenzione delle Nazioni Unite per combattere la desertificazione, occorrono circa 10 libbre di grano per produrre un solo chilo di carne. Negli Stati Uniti da soli, circa 56 milioni di acri di terra sono utilizzati per coltivare fieno per il bestiame, mentre solo 4 milioni di acri coltivano piante per il consumo umano.

Oltre il 90 per cento della foresta pluviale amazzonica liberata dagli anni '70 viene utilizzata per il pascolo del bestiame. Inoltre, una delle colture primarie coltivate nella foresta pluviale autorizzata è la soia, che è destinata all'alimentazione degli animali. Sarebbe certamente meglio nutrire con questi semi di soia gli umani invece che gli animali. L'impatto di questo spostamento sull'ambiente sarebbe minore.

Inquinamento

Negli Stati Uniti, gli animali allevati per produrre cibo producono più escrementi della popolazione umana del paese. Secondo l'EPA (Environmental Protection Agency) degli Stati Uniti, gli animali negli allevamenti degli Stati Uniti producono circa 500 milioni di tonnellate di letame all'anno. Poiché non vi sono impianti di trattamento delle acque reflue di origine animale, il letame è immagazzinato in scarti di fognatura o viene spruzzato sopra i campi.

Il deflusso dai pascoli e dagli allevamenti è una delle cause principali dell'inquinamento dei laghi e dei fiumi. L'EPA fa notare che virus e batteri possono essere trasportati dal deflusso e che le acque sotterranee possono essere contaminate.

Gli allevamenti in fabbrica sfuggono ai limiti dell'inquinamento idrico spruzzando nell'aria l'effluente liquido, creando nebbie che vengono poi trasportate dal vento. Le persone che vivono vicino a queste fattorie inalano i patogeni e le tossine dal letame spruzzato. Un rapporto del Senato dello Stato della California cita studi che indicano che "le lagune dei rifiuti di origine animale emettono sostanze tossiche nell'aria che possono causare irritazione, problemi immunitari, neurochimici e infiammatori negli esseri umani".

Oceani

Proprio come le fattorie industriali inquinano la terra, i metodi di pesca commerciale come il lungo rivestimento e la pesca a strascico spesso spazzano e devastano il fondo oceanico della vita. Tali metodi distruggono anche le barriere coralline durante questo processo. Questi metodi di pesca uccidono anche migliaia di tartarughe marine, squali, delfini e altre specie marine cosiddette "protette".

E il pesce allevato non è molto meglio per il pianeta. Gli allevamenti ittici lungo la costa rilasciano parassiti, antibiotici, feci e pesci non nativi in ecosistemi marini altamente sensibili. Poiché la maggior parte dei pesci d'allevamento sono carnivori, essi richiedono molti pesci catturati selvaggi come cibo. Ad esempio, occorrono circa tre libbre di mangime per produrre un chilo di pesce allevato.

Impatto sociale e ambientale

L'impatto sociale e ambientale della dieta vegana è sbalorditivo. Ovunque dall'80 al 90 per cento delle colture del pianeta vengono utilizzate come mangime per il bestiame. Invece, queste colture potrebbero facilmente nutrire persone povere in tutto il mondo se più persone adottassero una dieta vegana.

Ciò che ognuno di noi sceglie di mangiare ha un impatto enorme sugli altri e sul resto del mondo. Puoi aiutare a migliorare la tua vita e la vita degli altri, e a migliorare il processo ambientale passando ad una dieta vegana. Non si tratta solo di valutare ciò a cui si rinuncia, ma anche ciò che si ottiene.

Una dieta vegana ha molti vantaggi, tra cui vivere più a lungo, risparmiare denaro e vivere una vita in linea con i tuoi valori. Non stai solo parlando. Seguire il modo di vivere vegano è camminare. Hai la soddisfazione di sapere che non stai danneggiando gli animali con il tuo stile di vita, dalle scarpe che indossi all'auto che guidi. Seguire una dieta e uno stile di vita vegani ha un impatto minore sulle risorse naturali sempre più scarse del mondo.

Capitolo 4 - Prima di essere vegano

Una volta seguito principalmente da hippy amanti della pace, l'interesse per il veganismo da allora è diventato elevato, grazie ai sostenitori di celebrità come Alicia Silverstone, Bill Clinton, Beyoncé, Jay Z e altri. Ma prima di andare vegano e saltare a bordo del carrozzone senza carne o uova, dovresti essere consapevole di alcune cose.

B12 Supplementare

La vitamina B12 si trova naturalmente nei prodotti animali. Se decidi di diventare vegano, potresti trovare un integratore B12 e ricercare cibi fortificati con B12. B12 aiuta a mantenere in salute il sangue e le cellule nervose del corpo. B12 aiuta anche a creare DNA, il che significa che qualsiasi carenza di questa vitamina può portare a debolezza, stanchezza, perdita di appetito, stitichezza, problemi ai nervi, perdita di peso e depressione. Per determinare se è necessario assumere più B12, chiedere al medico di eseguire un esame del sangue.

Supplemento di ferro

Il ferro ha due forme: non-eme ed eme. Comprendendo circa il 40% del ferro nei prodotti di origine animale, l'heme viene assorbito facilmente dal corpo. Le diete dei vegani hanno solo non eme, che non sono facilmente assimilabili. Pertanto, potrebbe essere necessario prendere più ferro se si desidera ottenere gli stessi benefici.

Buone fonti di ferro naturali per i vegani includono uvetta, semi di girasole, legumi e verdure a foglia verde scuro. Inoltre, gli alimenti ricchi di vitamina C (broccoli, agrumi e peperoni rossi) aiutano l'assorbimento del ferro.

Domande sulla famiglia e gli amici

Secondo Julieanna Hever, una dietista esperta in diete vegetali, le persone possono essere sensibili riguardo alla loro dieta, specialmente quando le loro convinzioni sul cibo sono messe in discussione. Aggiunge che il modo migliore per ridurre il conflitto è affermare che stai passando al veganismo per motivi che sembrano funzionare a tuo vantaggio. Riguarda te e non devi sentire la necessità di difendere la tua scelta verso nessuno.

Nuove fonti di proteine

Ogni pasto deve avere proteine, che sono il tassello della vita. Le proteine si trasformano in aminoacidi, promuovendo la riparazione e la crescita cellulare. L'Istituto di Medicina afferma che gli adulti devono avere un minimo di 0,8 grammi di proteine ogni giorno per ogni kg di massa corporea. Fonti proteiche vegane, tra le tante, includono soia, seitan, noci, quinoa e fagioli.

Il cibo spazzatura non rimpiazza i prodotti animali

Sostituendo la carne con la pasta, gli alimenti confezionati o lavorati e il pane bianco ti prepari all'alimentazione vegana. Non è una buona idea sostituire i prodotti animali (ricchi di minerali, vitamine e proteine) con alimenti trasformati che contengono poco valore nutrizionale oltre alle calorie.

Limitare la soia

Mentre gli scienziati stanno valutando gli effetti della soia sulla salute del cuore e sul cancro, una cosa è certa: mangiare troppa carne vegana prodotta dalla soia è probabilmente peggio in termini di nutrizione che mangiare prodotti animali di alta qualità. Leggere attentamente le etichette poiché i sostituti della carne sono spesso altamente lavorati e caricati con conservanti e sodio. Le fonti di soia più sane sono l'edamame, il latte di soia, il tofu, il tempeh e il miso.

Facile

Non diventi un vegano in una notte, perché diventare vegani richiede molto lavoro e tempo. Inizia consumando più alimenti a base vegetale. Allo stesso tempo, riduci i prodotti animali non biologici e gli alimenti raffinati e lavorati. Ciò che è importante è fare cambiamenti lenti e valutare come ti senti.

Impara a leggere le etichette

Se sei invogliato a diventare vegano, è importante verificare gli ingredienti controllando le etichette dei prodotti alimentari. Solo perché un prodotto alimentare è apparentemente vegano non significa che sia giusto per una dieta vegana. Siero di latte e caseina a base di latte si trovano nella maggior parte dei granoli, pane e barrette di cereali, mentre il sego e la gelatina sono presi dalla carne. Dovresti anche prestare attenzione a Natural Red 4 (alias cocciniglia, estratto di cocciniglia o carminio), che è un colorante alimentare dei corpi di coleotteri essiccati.

Sentirsi più felici

Uno studio del 2012 sul Journal Nutrition afferma che, rispetto alle diete vegetariane, le diete vegane hanno più acido arachidonico, che può promuovere cambiamenti neurologici che aiutano a migliorare gli stati d'animo. A quanto pare non saranno solo gli animali ad essere felici delle tue scelte di essere vegano.

Non devi abbandonare i tuoi ristoranti preferiti

Poiché il veganismo sta diventando sempre più popolare, le opzioni vegane sono sempre più incluse nel menu di quasi tutti i ristoranti. Anche se la tua scelta di cibo in un ristorante sembra vegana, dovresti comunque informare il tuo cameriere riguardo alle tue esigenze dietetiche per garantire che nessun prodotto animale sia utilizzato nella preparazione del pasto. Ad esempio, un pasto apparentemente vegano può essere preparato con brodo di pollo o burro.

Essere vegani non deve essere costoso

La carne, a più o meno $ 3 per libbra, è uno degli articoli più costosi del negozio di alimentari, quindi puoi facilmente risparmiare di più se acquisti più prodotti. Puoi anche risparmiare di più sostituendo alcuni dei tuoi prodotti freschi con quelli surgelati.

Il calcio dalle piante

Il National Institutes of Health raccomanda che gli adulti, dai 19 ai 50 anni, assumano almeno 1.000 mg di calcio al giorno.

Tuttavia, risultati preliminari indicavano che i vegani possono avere benefici con quantità più limitate.

In uno studio dell'European Journal, quando i vegani consumavano 525 mg di calcio al giorno, il rischio di frattura ossea era uguale a quello dei consumatori di carne con un'assunzione di calcio simile. È importante mangiare cibi naturalmente ricchi di calcio come cavoli, mandorle, soia, bok choy, arance navel e fichi. Per i vegani, è anche importante consumare cibi arricchiti con il latte come il latte a base vegetale, cereali e tofu con solfato di calcio.

Inoltre, verdure a foglia verde e soia sono ricchi di vitamina C, che favorisce l'assorbimento del calcio.

Capitolo 5 - Mangiare sano come un vegano

Una dieta vegana è priva di tutti i prodotti animali tra cui latte, proteine, yogurt, uova, formaggio e carne. Inoltre esclude gli alimenti prodotti con sottoprodotti di origine animale come la gelatina e il colorante alimentare. Cereali integrali, legumi, fagioli, noci, frutta e verdura costituiscono la maggior parte delle diete vegane.

Che esistenza salutare e deliziosa è passare alla dieta vegana. Ma solo perché non puoi più mangiare o usare prodotti animali non significa che la tua dieta dovrebbe essere piena di scelte alimentari povere che sono prive di sostanze nutritive naturali. Però, è necessario essere consapevoli che sostanze come dolcificanti artificiali, zucchero, prodotti alimentari trasformati e farina bianca, a lungo andare possono nuocere alla salute.

L'importanza delle proteine

Se sei nuovo del veganismo, potresti chiederti se stai assumendo proteine sufficienti nella tua dieta. Poiché le fonti animali sono ricche di proteine, non hai davvero bisogno di mangiare bistecche o hamburger per sperimentare una dieta proteica vegana nutriente e sana. Quando rimuovi i prodotti animali dalla tua dieta, devi essere creativo quando si tratta della selezione del cibo per assumere livelli proteici sani.

Quando l'apporto proteico non è sufficiente, il corpo consuma il muscolo come carburante, portando a un metabolismo lento e a un leggero aumento del grasso corporeo. Una convinzione diffusa sulla dieta vegana è che è difficile consumare proteine adeguate. Tuttavia, è possibile ottenere facilmente le proteine sufficienti anche dalla dieta vegana.

Le proteine complete si trovano principalmente nei prodotti animali e la loro proteina contiene 20 aminoacidi richiesti dal corpo. Ma anche verdure, frutta, noci e fagioli contengono alcuni di quei 20 amminoacidi. Pertanto, gli aminoacidi non presenti in determinati alimenti dovrebbero essere apportati con altri alimenti, in modo tale da poter godere di una dieta che soddisfi il fabbisogno proteico giornaliero.

Di seguito sono riportati alcuni suggerimenti per aiutarti a ottenere proteine complete nella tua dieta vegana:

Aggiungete regolarmente i prodotti di soia alla vostra dieta. La soia è una fonte di proteine complete.

Aumentare l'assunzione di noci e legumi in quanto tali alimenti hanno il contenuto proteico più disponibile in porzioni più piccole.

Mangia vari alimenti come noci, semi, legumi, verdure, frutta e cereali integrali.

Pianificazione del pasto

Non ci sono regole fisse per dettare la transizione verso una dieta vegana. Tuttavia, può essere d'aiuto se si sceglie di aderire a una dieta simile a quella che si sta consumando, iniziare ad eliminare i cibi spazzatura. Seguire una dieta vegana non significa che le tue scelte alimentari cambieranno radicalmente. Significa solo che sostituirai alcuni degli alimenti che stai mangiando.

Ad esempio, potresti ancora mangiare i burritos. Invece del formaggio e della carne, puoi mettere nel tuo burrito formaggio vegano, salsa, fagioli e carne vegana. I blocchi psicologici, come essere abituati a una dieta particolare per un certo periodo di tempo e poi fare una transizione improvvisa, possono causare il crollo di alcune persone.

Alla ricerca di modi per consumare cibi 'transizionali' contribuirà a mantenere la vostra decisione di andare avanti con la vostra dieta vegana. Se ami gli hamburger, prepara un hamburger vegetariano e mangiatelo con un'insalata. Se ami la pizza, fallo con un sacco di verdure e formaggi vegani. Prepara e mangia pepite vegane, invece di pepite di pollo.

Prepara i peperoni ripieni usando verdure saltate e riso e fagioli conditi. Completare con formaggio vegano, infornare e gustare. Una patata al forno con le tue verdure preferite, spezie e formaggi vegani è sempre al top. Un succo verde fatto in casa o frullato per colazione, pranzo o cena è una grande fonte di vitamine liquide. Vuoi del dessert? Puoi mangiare mele cotte al forno con agave e cannella. Puoi anche gustare pezzi di ananas e datteri. Oppure controlla il reparto congelati nel tuo negozio di alimenti naturali per un'ampia gamma di gelati vegani. Le scelte per la tua dieta vegana sono davvero infinite.

La sfida vegana di 30 giorni

Se sei nuovo del veganismo, sfidati a provarlo per 30 giorni. Puoi scegliere qualsiasi giorno per iniziare lo stile di vita vegano. Se vuoi ciò che è meglio per la tua salute e l'ambiente, è meglio iniziare questo nuovo stile di vita più presto che puoi. Ecco alcuni suggerimenti per renderlo più semplice:

1) Elimina i prodotti animali dal tuo frigorifero e dalla tua dispensa. Questi includono grassi a base animale come

burro, Uova, latticini e carne. Inoltre, è necessario eliminare gli oggetti in scatola preparati che contengono sottoprodotti animali. Fallo tutto in una volta.

2) Acquista un libro di cucina vegano. Se vuoi risparmiare, puoi ottenere ricette online che contengono una moltitudine di deliziose e nutrienti ricette vegane.

3) Per il tuo primo mese, crea un piano pasto che includa colazione, pranzo e cena. Dovresti anche includere degli snack.

4) Con il tuo nuovo piano alimentare, fai la tua lista della spesa.

5) Oltre allo shopping presso il tuo solito negozio di generi alimentari, dovresti anche fare acquisti presso il Whole Foods o il negozio di alimenti biologici più vicino.

Alla fine della sfida di 30 giorni, è possibile che tu scopra che non è necessario dipendere dalla pianificazione del pasto, dalle ricette e dai libri di cucina. A quel punto, potresti essere diventato un esperto chef e acquirente vegano.

Potresti anche notare che sei più leggero di qualche chilo. Potresti essere più energico e potresti dover spiegare agli amici il 'nuovo splendore' sul tuo viso.

Diventare vegano è una curva di apprendimento. Vivere uno stile di vita vegano in un mondo non vegano prende sia la curiosità che il coraggio. Il veganismo è ancora un concetto relativamente nuovo, anche se esiste da più di 70 anni. Dovresti concederti del tempo per saperne di più sui vari filoni del veganismo. E ricorda di congratularti con te stesso per i tuoi progressi.

Inoltre, se hai fiducia in te stesso, uno stile di vita vegano potrebbe presto diventare una seconda natura per te. Ricorda a te stesso i motivi per cui sei diventato vegano e ricorda i suoi benefici. Quando scegli di diventare vegano, stai facendo un beneficio all'ambiente, al regno animale e all'intera popolazione umana.

Capitolo 6 - Altri aspetti del vivere vegano

Essere vegani non significa solo mangiare cibi sani e nutrienti a base di piante. Comprende anche altri aspetti della vita, tra cui l'intrattenimento, l'assistenza sanitaria e la medicina, tra gli altri.

Intrattenimento

I vegani non supportano alcun tipo di sfruttamento degli animali. Pertanto, i vegani evitano di visitare acquari e zoo. Inoltre non vanno a eventi come corse di cavalli o corse di cani. Invece, i vegani preferiscono visitare e sostenere i rifugi degli animali che forniscono case amorevoli e sicure per gli animali salvati o abbandonati.

Assistenza sanitaria

Se sostenete un ente di beneficenza medico, potreste voler sapere se il vostro istituto di beneficenza scelto conduce test sugli animali. Ci sono numerosi enti di beneficenza che non fanno test sugli animali e molti vegani cercano di donare ad organizzazioni caritatevoli che cercano metodi di test alternativi.

Medicine

La maggior parte dei farmaci moderni vengono testati sugli animali prima di essere considerati sicuri per l'uso umano. I vegani dovrebbero anche chiedere al loro farmacista o al loro medico di questo, e anche chiedere loro di fornirvi farmaci privi di sottoprodotti di origine animale come il lattosio o la gelatina.

I benefici del veganismo

Decidere di passare a una dieta e uno stile di vita vegani è una scelta che porterà a notevoli benefici per la salute grazie all'enfasi posta su cibi integrali e nutrienti. Gli studi indicano che i vegani godono di maggiori benefici per la salute rispetto agli individui che mangiano diete che sono basate su cibo spazzatura e carne pesante.

Una dieta vegana, con le combinazioni alimentari appropriate per garantire l'apporto di vitamine B e amminoacidi, riduce il rischio di malattie cardiache, diabete e rischio di cancro. Una dieta vegana può anche migliorare o eliminare i sintomi nelle persone che soffrono di condizioni infiammatorie.

Conclusioni

Grazie ancora per aver scaricato questo libro!

Spero che questo libro sia in grado di dirti di più sul veganismo, sui principi che lo sostengono e su come passare agevolmente allo stile di vita vegano. E soprattutto spero che ti ispiri a unirti al movimento dei vegani in aumento.

Insieme possiamo fare la differenza per noi stessi, per gli altri, per gli animali e per il pianeta.

Grazie e buona fortuna!

Parte 2

Introduzione

Il termine "vegano" nacque nel Regno Unito verso gli anni '50. Con esso si intende uno stile di vita focalizzato sul trattamento umano degli animali, sostenendo che l'essere umano non abbia diritto a togliere loro la vita per soddisfare il proprio fabbisogno.A differenza dei vegetariani, i vegani abbandonano completamente le proteine animali:carne, pesce e qualsiasi prodotto derivato.

Perchè le persone scelgono una dieta vegetariana?

- i piatti vegetariani sono semplici da preparare e molto convenienti per la salute;
- rifiutando il cibo di origine animale, è possibile proteggersi dalle tentazioni gastronomiche (fast food e altro cibo spazzatura);
- L'abbandono di cibi animali riduce il rischio di problemi cardiovascolari;

- i piatti vegetariani fortificano il sistema immunitario e prevengono lo sviluppo del cancro;
- con una dieta settimanale senza carne, potete dimagrire di 4 chilogrammi;
- persino un mangiare salutare "temporaneo" può diventare rapidamente un'abitudine e uno stile di vita.

Le regole di base di una dieta vegana:

- I piatti dovrebbero variare sia nel gusto che nel contenuto delle vitamine.
- Le proteine animali dovrebbero essere sostituite con proteine vegetali.
- Evitare dolci e farina bianca. La frutta è già di suo ricca di carboidrati, quindi non serve ottenerli da altre fonti.
- Vietato morire di fame. I pasti per I vegani principianti dovrebbero essere regolari e completi in quanto il corpo è molto difficile da mantenere in termini della perdita della principale fonte di energia –la carne.
- Frutta e verdure, provate a mangiarle crude.

- Quando state perdendo peso avete bisogno di provare a evitare l'uso dei grassi.
- Tante vitamine e minerali. Una dieta vegana può avere una carenza di vitamine B12, D, e iodina. Avete bisogno di vitamine extra.

Il sistema di dieta vegana prevede che il potere non sia puntuale e su richiesta del corpo. In altre parole, dovreste mangiare quando avete fame.

Se volete perdere peso con una dieta vegana, seguite le regole fondamentali: prima di ogni pasto, dovete fare esercizio fisico. Può essere uno sport o faccende attive. Ad esempio, la pulizia della casa.

Secondo i nutrizionisti, l'abbandono temporaneo dei prodotti animali può portare a una perdita di peso rapida e sicura, nonché a un effetto positivo sulla salute in generale.

Siate felici e in salute!

Giorno 1

Colazione

Fiocchi d'avena rapidi:

Uva passa
Senza semi
1 oncia (60 uve)
28.4 grammi

Acqua
Acqua fresca
1 bicchiere
237 grammi

Cannella
Spezie
1/4 cucchiaio
0.65 grammi

Zucchero di canna
2 cucchiai
6.4 grammi

Fiocchi d'avena

Cereali, quacchero, fiocchi d'avena secchi
1/2 tazza
40 grammi

Preparazione

1 Aggiungete l'avena, l'acqua e l'uva passa e mettete nel forno a microonde per 45 secondi. Mescolare una volta e poi di nuovo microonde per 45 secondi. Metterlo da parte per un paio di minuti per assorbire più liquido. Quindicospargere con cannella e zucchero di canna.

Valori ricetta:

58.3g Carboidrati
1.2g Grassi
6g Proteine

Totale calorie: 244.3

Pranzo

Frullato di proteine al latte di cocco e mandorle:

Latte di mandorle
di pianura
1 tazza
240 grammi

Cocco
Essiccato in polvere, non dolcificato
1 cucchiaio
5.4 grammi

Zucchero
Bianco, zucchero granulato
1 cucchiaio
12.6 grammi

Proteine del riso

Nutribiotiche, organiche
1 paletta
30 grammi

Preparazione

1. Mettete gli ingredienti e una manciata di ghiaccio nel frullatore. Ottimo per il dopocena zucchero e voglie di cioccolato!

Valori ricetta:

27.6g Carboidrati
3.1g Grassi
26g Proteine
241.1 Calorie

Insalata verde:
Lattuga
Romana o cos, grezza
1/2 tazza grattugiata
23.5 grammi

Spinaci
Crudi
1/4 tazza
7.5 grammi

Rucola
Cruda
1/4 tazza
5 grammi

Basilico
Fresco
3 foglie
1.5 grammi

Olio d'olio
Per insalata o cucina
1/2 cucchiaio
6.8 grammi

Aceto di vino rosso

1/2 cucchiaio
7.5 grammi

Sale da tavola
1/4 pizzico
0.10 grammi

Pepe nero
1/4 pizzico
0.025 grammi

Senape
1/4 cucchiaio
1.3 grammi

Preparazione

1. Qualsiasi 4 tazze di verdure dovrebbe andare bene. In una ciotola da portata, unite le verdure e il basilico.
2. Per preparare la salsa, mettete tutti gli

ingredienti in un barattolo a vite e agitate bene per combinare. Poco prima di servire, versare il condimento uniformemente sulle foglie e mescolare delicatamente.

Valori ricetta:

1.4g Carboidrati
7g Grassi
0.7g Proteine
69.7 Calorie

Totale calorie: 310.8

Cena

Spiedini vegani:

Hot dog vegani americani
Aziende agricole Morningstar, congelate, non preparate
1 link
40 grammi

Germogli di Bruxelles
Crudi
1 germoglio
19 grammi

Ananas
Conserve, impacchi d'acqua, solidi e liquidi
1/4 conserva (15 once)
106 grammi

Cipolla
Dolce, cruda
1/4 cipolla
82.8 grammi

Pomodori
Rossi, maturi, crudi, media annuale
1/4 tazza di pomodori ciliegini
37.3 grammi

Salsa Teriyaki
Pronto da servire
1 cucchiaio
18 grammi

Preparazione

1 Tritare tutto in circa 1 "cubetti e spiedino in qualsiasi ordine

2 Grigliare o cuocere ogni lato in una casseruola oliata

3 Aggiungete la salsa teriyaki durante la cottura e usate il succo di ananas per mantenere umida la padella.

Valori ricetta:

25.5g Carboidrati
0.8g Grassi
10.1g Proteine
141.8 Calorie

Sedano&Hummus:

Sedano crudo
2 gambi, larghi (11 pollici di lunghezza)
128 grammi

Hummus
Commerciale
1/4 tazza
61.5 grammi

Preparazione

| 1 | Mangiate il sedano con l'hummus. |

Valori ricetta:

12.6g Carboidrati
6.1g Grassi
5.7g Proteine
122.6 Calorie

Totale calorie: 264.4

Snack 1

Veloce Nori Roll con Cocomero e Avocado:

Alghe marine crude

1 foglio

2.6 grammi

Cetriolo

Con semi, crudo

1/2 tazza a fette

52 grammi

Avocado

Crudo, tutte le varietà commerciali

1/4 frutta

50.3 grammi

Tofu

morbido, fresco, Mori-nu, soia

2 fette

168 grammi

Germogli di erba medica,

Semi germogliati, crudi

1/4 tazza

8.3 grammi

Salsa di soia

Fatta di soia e grano (shoyu)

1 cucchiaio

16 grammi

Semi di sesamo

Semi, interi, arrostiti e tostati

1 cucchiaio

5 grammi

Preparazione

1. Posizionate un foglio di nori su un tagliere pulito e asciutto, con il lato lucido rivolto verso il basso e il bordo più lungo rivolto verso di voi.

2. Partendo dal bordo sinistro, disponete le fette di cetriolo in file sovrapposte sul nori, lasciando un margine di 1 pollice di nori scoperto sul bordo destro. Cospargere con semi di sesamo.

3. Disporre avocado, tofu, germogli in modo uniforme, verticale, a 2 pollici dal bordo sinistro.

4. Ruotate il tagliere di un quarto di giro in senso antiorario in modo che la striscia scoperta di nori sia più lontana da voi. Usando entrambe le mani, iniziate a rotolare il foglio di nori dal

bordo più vicino a voi, piegandolo su e sopra il riempimento, quindi arrotolandolo strettamente verso di voi.

5 Proprio mentre state per raggiungere la striscia di nori scoperta alla fine, immergete le punte delle dita nell'acqua e tamponate leggermente ilnori in modo che aderisca e crei un sigillo.

6 Tagliate a metà o fette spesse usando un coltello da cucina affilato. Servire con salsa di soia per immersione.

Valoriricetta:

12.6g Carboidrati
14.5g Grassi
15.6g Proteine

Totale calorie: 231.9

<u>Snack</u> 2

Avocado asiatico:

Avocado

1 frutto, senza buccia e semi

136 grammi

aglio

1/2 cucchiaio

1.4 grammi

Radice di zenzero

1/2 cucchiaio

1 grammo

Salsa di soia

Fatta con soia e grano (shoyu)

1 cucchiao

5.3 grammi

Preparazione

> 1 Mescolare la salsa di aglio, zenzero e soia; mettere da parte per cinque minuti per consentire ai sapori di fondersi. Tagliate l'avocado a metà e scartate la fossa; dividere la salsa tra le metà dell'avocado. Mangiate con un cucchiaio!

Valori ricetta:

12.6g Carboidrati
21g Grassi
3.2g Proteine
232.8 Calorie

Totale calorie: 232.8

Snack 3

Insalata di fagioli rossi:

Scalogno

Cipolla o scalogno(inclusi gambo e bulbo)

1/2 medio (4-1/8" lungo)

7.5 grammi

Prezzemolo

0.042 tazza

2.5 grammi

Olio di oliva

Da condiment o per cucinare

1/3 cucchiai

4.5 grammi

Sale

1/6 pizzico

0.067 grammi

Pepe nero

1/6 pizzico

0.017 grammi

Pepe rosso dolce
1/6 tazza, tritato
15.3 grammi

Fagioli
Tutti i tipi, semi maturi, in scatola
2/3 tazza
171 grammi

Sedano
1/6 gambo, largo (lungo 11 pollici)
10.7 grammi

Pepe rosso
1/6 tazza

Aceto
1/6 cucchiaio
2.5 grammi

Preparazione

1. Tritare il sedano, seminare e tritare il peperone rosso, scolare i fagioli in scatola, tritare gli scalogni e il prezzemolo.
2. Unire tutti gli ingredienti in una ciotola media e mescolare bene; regolare i condimenti.

Valori ricetta:

27.6g Carboidrati
5.7g Grassi
9.5g Proteine

Totale calorie: 198.2

Giorno 2

Colazione

Colazione con frullato di frutta:

Fragole

1 tazza, tagliate a metà

152 grammi

Banana

1 media (lunga dai 7 agli 8 pollici)

118 grammi

Succo d'arancia

1 tazza

249 grammi

Preparazione

1. Mettete tutti gli ingredienti nel frullatore e mescolate fino a che sia liscio. Opzionalmente, sfumare con ghiaccio. Quindibevete!

Valori ricetta:

66g Carboidrati
1.2g Grasso
4g Proteine

Totale calorie: 207.7

Pranzo
Hummus su segale:

Hummus
1/4 tazza
61.5 grammi
Pane di segale
A basso contenuto calorico
2 fette
46 grammi

Cetrioli sottoaceto
1 fetta
7 grammi

Pomodoro rosso
1 fetta, media (sottile ¼ di pollice)
20 grammi

Foglia di lattuga verde
1 foglia
24 grammi

Preparazione

1. Questo è un panino piuttosto semplice, nutriente e soddisfacente. Se siete dei grandi mangiatori potete aggiungere qualche hummus aggiuntivo.

Valori ricetta:

29g Carboidrati
7.3g Grassi
9.6g Proteine
203.5 Calorie

Ricotta di tofu e sedano:

Tofu
Morbido, fresco, Mori-nu, soia
3 1/2 once
99.2 grammi

Succo di limone
1/4 cucchiaio
3.8 grammi

Basilico essiccato
1/4 cucchiaio, foglie
0.53 grammi

Lievito nutriente vegano - Whole Foods Market
3/4 cucchiaio
5.6 grammi

Aglio
1/4 di spicchio, tritato

0.75 grammi

Olio d'oliva
Da condimento o cucina
1/4 cucchiaio
3.4 grammi

Sale
1/4 pizzico
0.10 grammi

Pepe nero
1/4 pizzico
0.025 grammi

Sedano
2 gambi, larghi (lunghi 11 pollici)
128grammi

Preparazione

1. Mescolare tutti gli ingredienti in un robot da cucina fino a che non sia liscio. Riempite i bastoncini di sedano e buon appettito!

Valoriricetta:

9.2g Carboidrati
6.7g grassi
10.6g Proteine
137.6 Calorie

Totale calorie: 341.1

Cena

Zuppa di pomodoro vegana per i giorni di pioggia:

Pomodori in scatola schiacciati
2/3 tazza
160 grammi

Latte di soia

Originale e gusto vaniglia, con calcio aggiunto, vitamina A e D

1/4 tazza

60.8 grammi

Olio d'oliva

Da condimento o cucina

1/3 cucchiaio

4.5 grammi

Aglio

2/3 spicchi, tritati

2 grammi

Capperi in scatola

1/3 cucchiaio, essiccati

3 grammi

Preparazione

1. Soffriggere leggermente l'aglio e i capperi sott'olio in una casseruola, condendo con sale e pepe.

2. Aggiungere i pomodori, mescolare

3. Usando un frullatore a immersione, frullate insieme gli ingredienti con cura.

4. Aggiungete il latte di soia e fate sobbollire, mescolando di più fino a ottenere la morbidezza desiderata.

Valori ricetta:

15.5g Carboidrati
5.8g Grassi
4.4g Proteine
120.8 Calorie

Tofu Dengaku:

Semi di sesamo
Semi, interi, cotti e tostati

1/6 cucchiaio
0.83 grammi

Sake
Bevanda alcolica, realizzata dal riso
1/3 cucchiaio
5 grammi

Tofu
Fresco, compatto, preparato con solfato di calcio
1/6 tazza
42 grammi

Miso
1/10 tazza
13.7 grammi

Zucchero bianco, granulato
1/3 cucchiaio
4.2grammi
Preparazione

1. Asciugare il tofu con salviette di carta, quindi avvolgerlo in salviette di carta fresche e metterle in un piatto adatto per microonde (vedere la nota dei cuochi di seguito). Microonde ad alta potenza 30 secondi. Versate il liquido e avvolgete il tofu in salviette di carta fresche. Microonde 1 o 2 volte in più per 30 secondi ogni volta, versando via qualsiasi liquido, fino a quando il tofu sembra più solido.

2. Preriscaldare la griglia.

3. Mescolare miso, zucchero e sake in una piccola casseruola. (Se la miscela di miso è molto densa, mescolare in 1 cucchiaio di acqua.) Cuocere a fuoco medio-alto, mescolando, fino a quando bolle, diventa lucido e si ha la consistenza del ketchup, da 1 a 3 minuti.

4. Tagliare il tofu a metà in orizzontale e disporre, tagliare i lati verso l'alto, su

un tagliere. Tagliate ogni metà in 6 quadrati (i pezzi potrebbero non essere perfettamente quadrati).

5 Disporre il tofu su una teglia da forno rivestita di alluminio, tagliare i lati verso l'alto e cuocere a fuoco lento circa 2 pollici dal fuoco fino a quando non si forma una crosta, da 1 a 2 minuti. Togliere dal forno e distribuire il lato incrostato di ogni quadrato con circa 3/4 cucchiaino di miscela di miso. Cuocere alla griglia fino a quando le cime sono appena gorgoglianti e iniziano a colorare, 1-2 minuti. Trasferire in un piatto. Infilare ogni quadrato con 1 plettro a due punte o 2 plettri paralleli. Cospargere di semi.

Valori ricetta:

10.1g Carboidrati
4.9g Grassi
8.4g Proteine
115.9 Calorie

Totale calorie: 236.7

Snack 1

Nori Roll vegano:

Hummus
2 cucchiai
30 grammi

Germogli di erba medica
Semi germogliati
1/4 tazza
8.3 grammi

Carote
1/4 tazza a strisce o a fettestrips or slices
30.5 grammi

Cetriolo senza buccia
1/4 tazza a pezzi
26 grammi

Alghe marine
1 foglio
2.6 grammi

Avocado
Tutte le varietà commerciali
1/4 tazza, a pezzi
36.5 grammi

Lievito vegano
1 cucchiaio
7.5 grammi

Sale
1 pizzico
0.40 grammi

Preparazione

1. Tagliate il cocomero, le carote e l'avocado a strisce sottili.

2. Posizionare il foglio di alghe su una superficie di lavoro. Distribuire l'hummus in uno strato sottile sul foglio. Posizionate i beccucci, le carote, il cetriolo e l'avocado sopra il terzo inferiore del foglio. Cospargere con lievitoalimentare e sale a piacere.

3. Delicatamente ma con fermezza, ruotate il bordo più vicino a voi verso il centro dell'involucro, facendo rotolare delicatamente un rotolo simile a un sushi. (Un tappetino per sushi rende tutto più semplice.) Tagliare il rotolo con un coltello affilato e servire subito.

Valori ricetta:

14.6g Carboidrati
8.9g Grassi
7.5g Proteine

Totale calorie: 157.4

Snack 2

Hummus di zucchine:

Zucchine intere
1/2 medio
98 grammi

Burro di sesamo
Semi, tahini, di semi tostati (tipo più comune)
1/8 tazza
30 grammi

Aglio
1/2 spicchio
1.5 grammi

Olio d'oliva
Da condiment o cucina
1/2 cucchiaio
6.8 grammi
Succo di limone
1/4 cucchiaio

3.8 grammi

Cumino
Semi di cumino
1/4 cucchiaio
0.75 grammi

Sale
1/4 cucchiaio
1.5 grammi

Chili in polvere
1/10 cucchiaio
0.16 grammi

Carote
1/2 tazza, a fette
64 grammi

Preparazione

1 Tagliare le zucchine a tocchetti e cuocerle a vapore nel microonde o sul piano cottura fino a quando le zucchine sono trasparenti e morbide. Versare le zucchine in unoscolapasta e scolarle bene.

2 Aggiungere le zucchine e tutti gli altri ingredienti nel frullatore o nel robot da cucina e frullare fino a ottenere la consistenza desiderata liscia. Servire a temperatura ambiente o raffreddare con carote a fette.

Valori ricetta:

16.7g Carboidrati
23.5g Grassi
7.1g Proteine

Totale calorie: 287.4
Snack 3

Insalata di spinaci:

Spinaci
5 tazze
150 grammi

Scalogno
Cipolle o scalogno (incluso gambo e bulbo)
2 grandi
50 grammi

Succo di limone
1/2 spremuta limone
23.5 grammi

Olio d'oliva
Per condimento o cucina
1 cucchiaio
13.5 grammi

Pepe nero

1 pizzico
0.10 grammi

Preparazione

1. Lavare bene gli spinaci, scolarli e tritarli. Spremere l'acqua in eccesso. Tritare le cipolle verdi.

2. Mettete gli spinaci in una terrina e aggiungete gli scalogni / cipolle verdi, l'olio, il pepe e il succo di 1 limone spremuto. Mescolare il tutto e servire.

Valori ricetta:

10.8g Carboidrati
14.2g Grassi
5.3g Proteine

Totale calorie: 175.3

Giorno 3

<u>Colazione</u>
Tofu Spinaci&passata di pomodoro:

Cipolle
1/8 tazza, a fette
20 grammi

Aglio
1/2 spicchi, tritati
1.5 grammi

Pomodori rossi
1/2 pomodoro
31 grammi

Tofu
Extra compatto, preparato connigari
1/4 tocco
114 grammi

Cumino
Semi di cumino

1/4 cucchiaio
0.75 grammi

Paprika
1/4 cucchiaio
0.53 grammi

Curcuma
1/10 cucchiaio
0.14 grammi

Lievito vegano
1 cucchiaio
7.5 grammi

Spinaci
1 tazza
30 grammi

Sale
1/4 pizzico
0.10 grammi

Preparazione

1 Tagliare a dadini la cipolla e tritare l'aglio.

2 In una padella antiaderente a fuoco medio, soffriggere la cipolla con un po' di sale per 7-8 minuti.

3 Nel frattempo, sbriciolate il tofu e tagliate a dadini i pomodori.

4 Aggiungete l'aglio nella padella e cuocete per 30 secondi. Aggiungete tofu e pomodoro sbriciolati. Cuocere per circa 10 minuti, mescolando di tanto in tanto. (Alcuni potrebbero attaccarsi sul fondo ma è normale.)

5 Mentre il tofu sta cucinando, mettete il cumino, la paprika e la curcuma in una piccola ciotola. Aggiungete 1-2 cucchiai, acqua e mescolare per unire.

6 Aggiungere condimenti e lievito alimentare nella padella. Mescolare

bene per combinare. Aggiungere gli spinaci e cuocere altri 3 minuti. Servire caldo.

Valori ricetta:

10.6g Carboidrati
7.6g Grassi
16.5g Proteine

Totale calorie: 161

Pranzo
Frullato di proteine alla fragola:

Acqua
1 1/2 tazza
355 grammi

Proteine del riso
2 mestoli
60 grammi

Burro di mandorle senza sale
1 cucchiaio
16 grammi

Fragole
8 grandi(1-3/8 pollici di diametro)
144 grammi

Cubetti di ghiaccio
6 cubetti
133 grammi

Preparazione

1. Aggiungere 6 cubetti di ghiaccio al mix e mescolare per 30 secondi

Valori ricetta:

22.1g Carboidrati
9.3g Grassi
52.3g Proteine
384.4 Calorie

Snack Hummus di ceci:

Ceci
1/6 tazza
40 grammi

Hummus
1/10 tazza
20.5 grammi

Sedano
1/6 gambo, piccolo (lungo 5 pollici)
2.8 grammi

Pane di farina integrale
1 fetta
28 grammi

Cetrioli sottaceti

1/6 piccolo

6.2 grammi

Peperoncino cotto

1/6 oncia

4.5 grammi

Preparazione

1. Mettere i ceci in una ciotola capiente e schiacciarli leggermente con una forchetta. Aggiungerehummus e mescolare.

2. Tritare il sedano e mescolare con l'hummus mix.

3. Tagliare il sottaceto a rondelle sottili e allineare metà delle fette di pane con queste fette. Dividere uniformemente l'insalata di ceci sulle fette. Top con fette di peperoncini arrosto e fette di

pane rimanenti. Premere leggermente. Se lo si desidera, tagliare i bordi, quindi tagliare a metà ogni panino per fare sandwich di dimensioni snack. Conservare in un contenitore coperto fino al momento di servire.

Valore ricetta:

20.8g Carboidrati
3.7g Grassi
7.1g Proteine
142.5 Calorie

Totale calorie: 526.9

Cena

Classico Purè di cavolfiore:

Sale
1/4 pizzico
0.10 grammi

Cavolfiore

1/4 testa media (5-6 pollici di diametro.)

147 grammi

Olio d'oliva

1/2 cucchiaio

6.8 grammi

Acqua

1/10 tazza

14.8grammi

Preparazione

1 Tritare il cavolfiore a fettine, far bollire fino a quando diventa molto tenero (circa 10 minuti).

2 Scolare e mettere in un frullatore o robot da cucina.

3 Aggiungere olio d'oliva e acqua, un

cucchiaio alla volta fino a raggiungere una consistenza liscia, simile alle purè di patate.

4 Condire con sale e pepe e / o erba cipollina a piacere. Serviresubito

Valori ricetta:

7.3g Carboidrati
7.2g Grassi
2.8g Proteine
96.4 Calorie

Insalata fredda di fagioli verdi:

Fagioli verdi
1/4 di confezione (303 x 406)
65.5 grammi

Cipolle
1/8 medie(2-1/2 pollici di diametro)

13.8 grammi

Insalata italiana

1/4 tazza

60 grammi

Preparazione

1. Mettete i fagioli in un piatto da portata. Aggiungete cipolle e condimento per insalata. Coprire con pellicola trasparente e lasciare raffreddare per 1 ora.

Valori ricetta:

10.1g Carboidrati
4.3g Grassi
1.1g Proteine
81.1 Calorie

Totale calorie: 177.5

Snack 1

Mele e burro di arachidi:

Mele
Con buccia
1 media (3 pollici di diametro)
182 grammi

Burro d'arachidi senza sale
2 cucchiai
10.8 grammi

Preparazione

| 1 | Nucleo e quarto di una mela media. Spalmare con 2 cucchiaini di burro di arachidi naturale cremoso. |

Valori ricetta:

27.5g Carboidrati
5.8g Grassi
2.9g Proteine

Totale calorie: 159

Snack 2

Pompelmo veloce:

Pompelmo di qualunque tipo
3 medi (circa 4 pollici di diametro)
768 grammi

Zucchero di canna
3 cucchiai
9.6 grammi

Preparazione

1. Tagliare il pompelmo a metà per esporre le sezioni. Cospargeredi zucchero di canna e gustare.

Valori ricetta:

71.5g Carboidrati
0.8g Grassi
4.8g Proteine

Totale calorie: 282.2

Snack 3

Banana, burro di mandorle e uva passa:

Uva passa senza semi
5 uva passa
2.6 grammi

Banana
1 media (lunga circa 7-8 pollici)
118 grammi

Burro di mandorle senza sale
2 cucchiai
10.4 grammi

Preparazione

| 1 | Affettare la banana matura per il lungo e spalmarla con 2 cucchiaini di burro di mandorle naturale cremoso. Dotare la parte superiore con 5 uvetta passa. |

Valori ricetta:

31g Carboidrati
6.2g Grassi
3.6g Proteine

Totale calorie: 176.8

Giorno 4
Colazione

Toast francese vegano:

Latte di mandorle

1/2 tazza
120 grammi

Farina di frumento
1 cucchiaio
7.5 grammi

Zucchero bianco
3/4 cucchiai
3.2 grammi

Cannella
1/4 cucchiaio
0.65 grammi

Pane integrale
1 fetta
28 grammi

Olio vegetale
1/4 cucchiaio
3.5 grammi

Preparazione

1	1. In una ciotola, mescolare insieme il latte di mandorle, la farina, lo zucchero e la cannella per formare una pastella. 2. Immergere il pane nella pastella e friggere in padella con un po' d'olio fino a doratura. 3. Servire e gustare!

Valori ricetta:

25g Carboidrati
5.9g Grassi
5g Proteine

Totale calorie: 170.8

Pranzo
Insalata ole:

Pomodori rossi
1 tazza, tagliati a pezzi o a fette

180 grammi

Zucchine con buccia
1/2 tazza, tagliata a fette
56.5 grammi

Mais
1/2 tazza
82 grammi

Cipolle verdi fresche, solo i gambi
1/6 tazza tagliata a fette
11.7 grammi

Avocado
1/2 frutta
101 grammi

Olio d'oliva
1/2 cucchiaio
6.8 grammi

Peperoncino oppure salsa piccante
1 1/2 cucchiaio
21.6 grammi

Succo di limone
1 cucchiaio
15 grammi

Aglio in polvere
1/4 cucchiaio
0.78 grammi

Cumino
Semi di cumino
1/8 cucchiaio
0.38 grammi

Sale
1/2 pizzico
0.20 grammi
Preparazione

1. Tagliate i pomodori, le zucchine, le cipolle verdi e affettate l'avocado. Unite tutto in una grande ciotola con il mais.

2. Sbattere insieme la salsa piccante, l'olio d'oliva (o l'olio vegetale), il succo di limone, l'aglio in polvere, il sale e il cumino. Mescolare delicatamente con le verdure. Raffreddare 3-4 ore e lanciare prima di servire.

Valori ricetta:

32.5g Carboidrati
23.5g Grassi
6.6g Proteine
333.6 Calorie

Bastoncini Jicama piccanti:

Fagioli (jicama)
3 tazze tagliati a strisce
360 grammi

Chili in polvere

1 cucchiaio

2.6 grammi

Succo di lime

2 cucchiaio

30 grammi

Coriandolo fresco

Foglie di coriandolo

2 cucchiai

2 grammi

Sale

1 cucchiaio

6 grammi

Preparazione

1 Tagliare jicama in bastoncini. Condire con

succo di lime, peperoncino in polvere, sale e coriandolo tritato. Buon appetito!

Valori ricetta:

35.7g Carbodrati
0.7g Grassi
3.1g Proteine
152.1 Calorie

Totale calorie: 485.6

Cena

Tofu di sesamo alla griglia:

Salsa di soia
1/2 cucchiaio
9 grammi

Olio vegetale
1/8 cucchiaio

1.8 grammi

Pepe nero
1/4 pizzico
0.025 grammi

Carote
1/2 tazza tagliate a fette
64 grammi

Tofu
1/2 tazza
126 grammi

Aceto balsamico
1/4 cucchiaio
1.3 grammi

Scalogno
Cipolle o scalogno (inclusi gambit e bulbo)
1/4 largo
6.3 grammi

Olio di sesamo
1/10 cucchiaio
0.28 grammi

Preparazione

1. Riscaldare la griglia e posizionare una griglia nel terzo superiore del forno. Coprire una teglia con un foglio; mettere da parte.

2. Sbattete la salsa di soia, l'olio vegetale e un pizzico di pepe in una ciotola mediamente bassa da unire. Immergete le carote e i pezzi di tofu nella miscela di salsa di soia per ricoprire (lasciate che la salsa in eccesso goccioli via e torna nella ciotola), quindi stendete i pezzi sulla teglia in modo che non si tocchino. Mettete da parte la salsa rimanente.

3. Cuocere alla griglia le carote e il tofu fino a dorarle su tutti i lati, circa 20 minuti in totale, trasformando il tofu ogni 5 minuti

in marrone su quattro lati e lanciando le carote dopo 10 minuti. Togliere dal forno.

4   Aggiungere lo scalogno tritato, l'aceto e l'olio di sesamo alla salsa riservata e mescolare per unire. Aggiungere le carote alla griglia e il tofu alla salsa e mescolare per ricoprire. Servire.

Valori ricetta:

12.7g Carboidrati
13.2g Grassi
21.5g Proteine
235.5 Calorie

Sedano crudo

Valori nutrizionali:

1.2g Carboidrati
0.1g Grassi

0.3g Proteine
6.4 Calorie

Totale calorie: 241.9

Snack 1

Fresco cetriolo estivo con condimento di pomodori:

Cetriolo pelato
1/4 grande (lungo 8-1/4 pollici)
70 grammi

Pomodori rossi maturi
1/2 grandi (3 pollici di diametro)
91 grammi

Aceto balsamico
1/2 cucchiaio
8 grammi

Olio d'oliva

1/2 cucchiaio
6.8 grammi

Sale
1/4 pizzico
0.10 grammi

Pepe nero
1/4 pizzico
0.025 grammi

Preparazione

1. Mettete il cetriolo e i pomodori in una ciotola. Versare l'olio d'oliva e l'aceto balsamico. Condire con sale e pepe. Mescolare delicatamente per ricoprire. Conservare in frigorifero fino al momento di servire.

Valori ricetta:

6.4g Carboidrati
7g Grassi
1.2g Proteine

Totale calorie: 91.6

Snack 2

Peperone rosso dolce

Valori nutrizionali:

7.2g Carboidrati
0.4g Grassi
1.2g Proteine

Totale calorie: 36.9

Snack 3

Ciotola di frullato con torta di carote:

Lattuga romana

1/2 tazza tagliata a strisce
23.5 grammi

Latte di cocco
1/2 tazza
120 grammi

Carote
1 tazza tagliate a fette
128 grammi

Ananas in scatola
1/2 tazza, schiacciato, a fette o a pezzi
123 grammi

Banana
1/2 media (lunga 7/8 pollici)
59 grammi

Clementine
1 frutto
74 grammi

Estratto di vaniglia non alcolico
1/4 cucchiaio
1.1 grammi

Cannella
1/8 cucchiaio
0.33 grammi

Polpa di cocco essiccata
1/2 cucchiaio
2.7 grammi

Pistacchi
1/2 cucchiaio
3.8 grammi

Preparazione

1. Frullare la lattuga e il latte di cocco fino a che non diventi tutto liquido. Aggiungete gli altri ingredienti (* ad

eccezione di pistacchi e cocco *) e mescolate nuovamente fino a che non sia liquido. Completate con alcuni pistacchi e cocco tritati e buon appettito!

Valori ricetta:

55.1g Carboidrati
31.9g Grassi
6.9g Proteine

Totale calorie: 494.3

Giorno 5

Colazione

Cereali d'avena e pesche:

Acqua
1/2 tazza
118 grammi

Pesche
1/2 tazza a fette
77 grammi

Cereali d'avena
1/2 tazza
40 grammi

Zucchero di canna
1 cucchiaio
3.2 grammi

Preparazione

1	Frullare le pesche. Mescolare insieme con acqua e avena. Opzionalmente, usare il latte invece dell'acqua per un gusto più cremoso.
2	Microonde per 45 secondi, mescolare, quindi microonde per altri 30 secondi. Cospargere con zucchero di canna e

gustare.

Valori ricetta:

39.6g Carboidrati
1.3g Grassi
5.7g Proteine

Totale calorie: 175.8

Pranzo
Panino tascabile all' Hummus:

Pomodori rossi maturi
3 pomodori ciliegini
51 grammi

Pane pita
1 pita, grande (6-1/2 pollici di diametro)
64 grammi

Hummus

1/2 tazza

123 grammi

Germogli di erba medica

Semi germogliati

1/4 tazza

8.3 grammi

Olio d'oliva

1/2 cucchiaio

6.8 grammi

Preparazione

1	Risciacquare i pomodorini e tagliarli a metà.
2	Tagliare un'apertura nella parte superiore di ogni pita e distribuire l'hummus all'interno di ciascuna. Condire con germogli di erba medica e 6 metà di pomodoro. Cospargere con olio d'oliva sopra il panino e servire.

Valori ricetta:

54.9g Carboidrati
20.4g Grassi
16.8g Proteine
445.2 Calorie

Pomodori rossi maturi

Valori nutrizionali:

9.6g	Carboidrati
0.5g	Grassi
2.2g	Proteine
44.3 Calorie	

Totale calorie: 489.4

Cena

Tofu caldo e speziato:

Olio vegetale

3/4 cucchiaio
10.5 grammi

Cipolle
1/4 tazza, a strisce
28.8 grammi

Peperone rosso
1/4 tazza, a strisce
23 grammi

Aglio
3/4 spicchi
2.3 grammi

Acqua
1/10 tazze
19.5 grammi

Aceto balsamico
3/4 cucchiai
12 grammi

Zucchero di canna
1/4 cucchiaio
2.3 grammi

Amido di mais
1/4 cucchiaio
0.67 grammi

Tofu
1/4 porzione
113 grammi

Peperoncino
1/4 peperoncino
18.3 grammi

Salsa di soia(shoyu)
3/4 cucchiai
12 grammi

Preparazione

1. Scaldare l'olio di arachidi in un wok o in una padella capiente a fuoco medio-alto. Mettere il tofu nell'olio e cuocere fino a doratura su tutti i lati. Una volta rosolato, aggiungere cipolla, peperone, peperoncino e aglio tritato; cuocere fino a quando diventa tenero per circa 5 minuti.

2. In una piccola ciotola, sbattere insieme l'acqua calda (scaldarla prima), l'aceto, la salsa di soia, lo zucchero di canna, l'amido di mais e i fiocchi di peperoncino. Versare su tofu e verdure, mescolare per ricoprire e cuocere a fuoco lento 3-5 minuti, o fino a quando la salsa si addensa leggermente.

Valori ricetta:

13.9g Carboidrati
13.8g Grassi
9.7g Proteine
216.9 Calorie

Insalata di germogli di Bruxelles:

Sale
0.016 cucchiaio
0.094 grammi

Olio d'oliva
1/10 cucchiaio
0.84 grammi

Succo di limone
1/8 cucchiaio
0.64 grammi

Germogli di Bruxelles
0.031 lb

14.2 grammi

Preparazione

1	Mantenendo intatti gli steli, tagliare eventuali foglie sciolte o gialle sui cavoletti di Bruxelles.
2	Tenendo ogni germoglio dall'estremità del gambo, triturandoli finemente sull'affettatrice.
3	Irrorare il tutto con olio d'oliva, succo di limone e sale e mescolare bene.

Valori ricetta:

1.3g Carboidrati
0.9g Grassi
0.5g Proteine
13.7 Calorie

Totale calorie: 230.6

Snack 1

Snack al peperone e hummus:

Peperone rosso
1 grande (lungo circa ¾ pollici)
164 grammi

Hummus
2cucchiai
30grammi

Preparazione

| 1 | 1 peperone tagliato a strisce con due cucchiai di hummus. |

Valori ricetta:

14.2g Carboidrati
3.4g Grassi
4g Proteine

Totale calorie: 100.6

Snack 2

Burro d'arachidi & sedano:

Burro d'arachidi senza sale
2 cucchiai
32 grammi

Sedano
2 gambi grandi (lungo 11 pollici)
128grammi

Preparazione

| 1 | Spalmare il burro d'arachidi sul sedano e gustare! |

Valori ricetta:

10.7g Carboidrati
16.2g Grassi
8.6g Proteine

Totale calorie: 209

Snack 3

Mele e burro di mandorle:

Burro di mandorle senza sale
4 cucchiaio
20.8 grammi

Mele con buccia
2 medie (3 pollici di diametro)
364grammi

Preparazione

1	Aprire le mele e togliere la parte centrale. Spalmare sopra 2 cucchiaini di burro di mandorle.

Valori ricetta:

54.2g Carboidrati
12.2g Grassi
5.3g Proteine

Totale calorie: 317.2

Giorno 6
Colazione
Crusca d'avena e cannella:

Crusca d'avena
2/3 tazze
62.7 grammi

Cannella
1/2 cucchiai
1.3grammi

Acqua
2 tazze

473 grammi

Preparazione

1. Cuocere la crusca d'avena in acqua nel microonde per 3 minuti. Lasciare raffreddare per 2-3 minuti, sarà molto caldo! Aggiungere la cannella in cima a piacere una volta cotta.

Valori ricetta:

42.5g Carboidrati
4.4g Grassi
10.9g Proteine
157.4 Calorie

Totale calorie: 157.4

Pranzo

Grande PB&J Sandwich:
(burro d'arachidi + marmellata)

Pane integrale
2 fette
56 grammi

Burro d'arachidi salato
4 cucchiai
64 grammi

Marmellata d'albicocche
Conservanti inclusi
2 cucchiai
40 grammi

Valori ricetta:

63.5g Carboidrati
34g Grassi
22.7g Proteine
614.9 Calorie

Carote
Valori nutrizionali:

6.9g Carboidrati
0.2g Grassi
0.7g Proteine
29.5 Calorie

Totale calorie: 644.4

Cena

Zuppa di verdure all'italiana:

Carote
5/8 medie
38.1 grammi

Cavolfiori
1/8 teste piccole(4 pollici di diametro.)
33.1 grammi

Cipolle
1/8 tazze, a pezzi
20grammi

Zucchine con buccia

5/6 medie

162grammi

Pomodori rossi

3/8 medi interi (2-3/5 pollici di diametro)

46.1 grammi

Pomodori a pezzi, confezionati

1/3 tazza

82.5 grammi

Fagioli in scatola

2/9 tazza

56 grammi

Preparazione

1	Fare a fette tutti gli ingredienti
2	Aggiungere in pentola i pomodori in scatola.
3	Aggiungere verdure e fagioli.

4   Fare sobbollire bene finché le verdure non sono tenere.

5   Gustare!

Valori ricetta:

28.2g Carboidrati
1.4g Grassi
7.9g Proteine
141.1 Calorie

Patatine al sesamo Wonton:

Sale
0.042 cucchiaio
0.25 grammi

Wontonwrapper
1/2 wrapper, wonton(3-1/2 pollici)
4 grammi

Amido di mais

1/10 cucchiaio

0.22 grammi

Semi di sesamo tostati

1/10 cucchiaio

1.3 grammi

Olio vegetale

0.042 Cucchiaio

0.58 grammi

Preparazione

1. PREPARAZIONE: scongelare i wonton se congelati.
2. Preriscaldare il forno a 375F.
3. Mescolare insieme olio e amido di mais in una piccola ciotola fino a quando combinato.
4. Impilare i wrapperwonton e dimezzarli in diagonale. Disporre in 1 strato su una

grande teglia e spazzolare i piani con una miscela di olio. Cospargere uniformemente con semi di sesamo e sale kosher e cuocere nel mezzo del forno fino a doratura, da 5 a 6 minuti. Trasferire le patatine fritte come rosolate su una griglia per raffreddarle.

Valori ricetta:

2.8g Carboidrati
1.2g Grassi
0.6g Proteine
24.7 Calorie

Totale calorie: 165.8

Snack 1

Fresco cetriolo estivo e condimento di pomodori:
Cetriolo pelato
1/4 grande (lungo 8-1/4 pollici)

70 grammi

Pomodori rossi
1/2 grandi interi (3 pollici di diametro)
91grammi

Acetobalsamico
1/2 cucchiaio
8grammi

Olio d'oliva
1/2 cucchiaio
6.8 grammi

Sale
1/4 pizzico
0.10 grammi
Pepe nero
1/4 pizzico
0.025 grammi

Preparazione

1. Mettere il cetriolo e i pomodori in una ciotola. Versare l'olio d'oliva e l'aceto balsamico. Condire con sale e pepe. Mescolare delicatamente per ricoprire. Conservare in frigorifero fino al momento di servire.

Valoriricetta:

6.4g Carboidrati
7g Grassi
1.2g Proteine

Totale calorie: 91.6

Snack 2

Tofu "Ricotta" e sedano:

Tofu compatto e morbido

3 1/2 once
99.2 grammi

Succo di limone
1/4 cucchiaio
3.8 grammi

Basilico essiccato
1/4 cucchiaio, foglie
0.53 grammi

Lievito vegano
3/4 cucchiai
5.6 grammi

Aglio
1/4 spicchi, tritato
0.75 grammi

Olio d'oliva
1/4 cucchiai
3.4 grammi

Sale
1/4 pizzichi
0.10 grammi

Pepe nero
1/4 pizzichi
0.025 grammi

Sesamo
2 gambi, grandi (lungo 11 pollici)
128grammi

Preparazione

1. Mescolare tutti gli ingredienti in un robot da cucina fino a che liscio. Riempire i gambi di sedano e buon appettito!

Valoriricetta:

9.2g Carboidrati
6.7g Grassi
10.6g Proteine

Totale calorie: 137.6

Snack 3

Involtini Nori vegani:

Hummus
4 cucchiai
60 grammi

Germogli di erba medica
1/2 tazza
16.5 grammi

Carote
1/2 tazza a strisce
61 grammi

Cetriolo con buccia
1/2 tazza a strisce
52 grammi

Alga marina
2 fogli
5.2 grammi

Avocado
1/2 tazza, a strisce
73 grammi

Lievito vegano
2 cucchiai
15 grammi

Sale
2 pizzichi
0.80 grammi

Preparazione

1. Tagliare cetrioli, carote e avocado a fettine sottili.

2. Posizionare il foglio di alghe su una superficie di lavoro. Distribuire l'hummus in uno strato sottile sul foglio. Posizionare i beccucci, le carote, il cetriolo e l'avocado sopra il terzo inferiore del foglio. Cospargere con lievito alimentare e sale a piacere.

3. Delicatamente ma con fermezza, ruotare il bordo più vicino a voi verso il centro dell'involucro, facendo rotolare delicatamente il rotolo simile a un sushi. (Un tappetino per sushi rende tutto più semplice.) Tagliare il rotolo con un coltello affilato e servire immediatamente.

Valori ricetta:

29.1g Carboidrati
17.8g Grassi
15.1g Proteine

314.8 Calorie

Totale calorie: 314.8

Giorno 7
<u>Colazione</u>
Veloci fiocchi d'avena:

Uvetta senza semi
1 oncia (60 uvette)
28.4 grammi

Acqua
1 tazza
237 grammi

Cannella
1/4 cucchiaio
0.65 grammi

Zucchero di canna
2 cucchiai

6.4 grammi

Fiocchi d'avena
1/2 tazza
40 grammi

Preparazione

1. Aggiungere l'avena, l'acqua e l'uvetta e aggiungere il forno a microonde per 45 secondi. Mescolare una volta e poi di nuovo microonde per 45 secondi. Metterlo da parte per un paio di minuti per assorbire più liquido. Quindi cospargere con cannella e zucchero di canna.

Valori ricetta:

58.3g Carboidrati
1.2g Grassi

6g Proteine

Totale calorie: 244.3

Pranzo

Frullato di proteine al cacao e mandorle:

Latte di mandorle
1 tazza
240 grammi

Polvere di cacao non dolcificato
1 cucchiaio
5.4 grammi

Zucchero bianco
1 cucchiaio
12.6 grammi

Proteine del riso
1 mestolo

30 grammi

Preparazione

1	Mettere gli ingredienti e una manciata di ghiaccio nel frullatore. Ottimo per il dopocena zucchero e voglie di cioccolato!

Valori ricetta:

27.6g Carboidrati
3.1g Grassi
26g Proteine
241.1 Calorie

Insalata verde:

Lattuga romana
1/2 trazza a strisce
23.5 grammi
Spinaci
1/4 tazza

7.5 grammi

Rucola
1/4 tazza
5 grammi

Basilico fresco
3 foglie intere
1.5 grammi

Olio d'oliva
1/2 cucchiaio
6.8 grammi

Aceto di vino rosso
1/2 cucchiaio
7.5 grammi

Sale
1/4 pizzico
0.10 grammi

Pepe nero

1/4 pizzico

0.025 grammi

Senape di Digione

1/4 cucchiaio

1.3 grammi

Preparazione

1	Qualsiasi 4 tazze di verdure dovrebbe andare bene. In una ciotola da portata, unire le verdure e il basilico.
2	Per preparare la salsa, mettere tutti gli ingredienti in un barattolo a vite e agitare bene per combinare. Poco prima di servire, versare il condimento uniformemente sulle foglie e mescolare delicatamente.

Valori ricetta:
1.4g Carboidrati
7g Grassi
0.7g Proteine
69.7 Calorie

Totale calorie: 310.8

Cena

Spiedini vegani:

Hot dog
1 porzione
40 grammi

Germogli di Bruxelles
1 germoglio
19 grammi

Ananas in scatola
1/4 confezione (15 once)
106 grammi

Cipolle
1/4 cipolla
82.8 grammi

Pomodori rossi
1/4 tazza di pomodori ciliegini
37.3 grammi

salsaTeriyaki pronta all'uso
1 cucchiaio
18 grammi

Preparazione

1	Tritare tutto in circa 1 pollice dicubetti e spiedino in qualsiasi ordine
2	Grigliare o cuocere ogni lato in una casseruola oliata
3	Aggiungere la salsa teriyaki durante la cottura e usare il succo di ananas per

mantenere umida la padella.

Valori ricetta:

25.5g Carboidrati
0.8g Grassi
10.1g Proteine
141.8 Calorie

Hummus& sedano:

Sedano
2 gambi grandi (lunghi 11 pollici)
128grammi

Hummus
1/4 tazza
61.5grammi

Preparazione

1. Gustare il sedano con l'hummus.

Valori ricetta:

12.6g Carboidrati
6.1g Grassi
5.7g Proteine
122.6 Calorie

Totale calorie: 264.4

Snack 1

Veloci involtini Nori con cetriolo e avocado:

Alghe marine
1 foglio
2.6 grammi

Cetriolo con buccia
1/2 tazza a strisce

52 grammi

Avocado
1/4 frutta
50.3grammi

Tofu
2strisce
168grammi

Germogli di erba medica
1/4 tazza
8.3 grammi

Salsa di soia (shoyu)
1 cucchiaio
16 grammi

Semi di sesame tostati
1 cucchiaio
5 grammi

Preparazione

1. Mettete un foglio di nori su un tagliere pulito e asciutto, con il lato lucido rivolto verso il basso e il bordo più lungo rivolto verso di voi.

2. Partendo dal bordo sinistro, disporre le fette di cetriolo in file sovrapposte sul nori, lasciando un margine di 1 pollice di nori scoperto sul bordo destro. Cospargere con semi di sesamo.

3. Disporre avocado, tofu, germogli in modo uniforme, verticale, a 2 pollici dal bordo sinistro.

4. Ruotare il tagliere di un quarto di giro in senso antiorario in modo che la striscia scoperta di nori sia più lontana da voi. Usare entrambe le mani, iniziare a rotolare il foglio di nori dal bordo più vicino a voi, piegandolo su e sopra il riempimento, quindi

arrotolandolo strettamente verso di voi.

5 Proprio mentre state per raggiungere la striscia di nori scoperta alla fine, immergere le punte delle dita nell'acqua e tamponare leggermente ilnori in modo che aderisca e crei un sigillo.

6 Tagliare a metà o fette spesse usando un coltello da cucina affilato. Servire con salsa di soia per immersione.

Valoriricetta:

12.6g Carboidrati
14.5g Grassi
15.6g Proteine

Totale calorie: 231.9

Snack 2

Avocado asiatico:

Avocado
1 frutto senza buccia e seme
136grammi

Aglio
1/2 cucchiaio
1.4grammi

Radice di zenzero
1/2 cucchiaio
1 grammi

Salsa di soia(shoyu)
1 cucchiaio
5.3 grammi

Preparazione

1. Mescolare la salsa di aglio, zenzero e soia; mettere da parte per cinque minuti per consentire ai sapori di fondersi. Tagliare l'avocado a metà e scartare il centro; dividere la salsa tra le metà dell'avocado. Mangiare con un cucchiaio!

Valori ricetta:

12.6g Carboidrati
21g Grassi
3.2g Proteine
232.8 Calorie

Totale calorie: 232.8

Snack 3

Insalata di fagioli rossi:
Scalogno
1/2 medio (lungo 4-1/8 pollici)
7.5 grammi

Prezzemolo
0.042 tazza
2.5 grammi

Olio d'oliva
1/3 cucchiaio
4.5 grammi

Sale
1/6 pizzico
0.067 grammi

Pepe nero
1/6 pizzico
0.017 grammi

Peperone rosso
1/6 tazza, a fette
15.3 grammi

Fagioli in scatola

2/3 tazza

171 grammi

Sedano

1/6 gambi, grandi (lunghi 11 pollici)

10.7 grammi

Pepe rosso

1/6 tazza

Aceto

1/6 cucchiaio

2.5 grammi

Preparazione

1. Tritare il sedano, seminare e tritare il peperone rosso, scolare i fagioli in scatola, tritare gli scalogni e il prezzemolo.

2 Unire tutti gli ingredienti in una ciotola media e mescolare bene; regolare i condimenti.

Valori ricetta:

27.6g Carboidrati
5.7g Grassi
9.5g Proteine

www.ingramcontent.com/pod-product-compliance
Lightning Source LLC
Chambersburg PA
CBHW072021070526
44583CB00015B/1580